91 Recetas Naturales de Jugos y Comidas Para El Cáncer de Piel:

Proteja y Reviva Su Piel Usando Ingredientes Ricos En Nutrientes

Por

Joe Correa CSN

DERECHOS DE AUTOR

RECONOCIMIENTOS

Este libro está dedicado a mis amigos y familiares que han tenido una leve o grave enfermedad, para que puedan encontrar una solución y hacer los cambios necesarios en su vida.

91 Recetas Naturales de Jugos y Comidas Para El Cáncer de Piel:

Proteja y Reviva Su Piel Usando Ingredientes Ricos En Nutrientes

Por

Joe Correa CSN

CONTENIDOS

ACERCA DEL AUTOR

Luego de años de investigación, honestamente creo en los efectos positivos que una nutrición apropiada puede tener en el cuerpo y la mente. Mi conocimiento y experiencia me han ayudado a vivir más saludablemente a lo largo de los años y los cuales he compartido con familia y amigos. Cuanto más sepa acerca de comer y beber saludable, más pronto querrá cambiar su vida y sus hábitos alimenticios.

La nutrición es una parte clave en el proceso de estar saludable y vivir más, así que empiece ahora. El primer paso es el más importante y el más significativo.

INTRODUCCION

91 Recetas Naturales de Jugos y Comidas Para El Cáncer de Piel: Proteja y Reviva Su Piel Usando Ingredientes Ricos En Nutrientes

Por Joe Correa CSN

En este momento, probablemente se estará preguntando cómo un simple libro puede cuidar su piel y prevenir las condiciones cancerígenas. La respuesta es simple, los estudios muestran que los mejores resultados para la prevención del cáncer de piel vienen de una dieta saludable que ayudará a su cuerpo a eliminar toxinas.

La clave al tratar de prevenir el cáncer de piel nace en comer alimentos ricos en antioxidantes, como frutas y vegetales. Tiene la mejor colección posible de ingredientes escogidos cuidadosamente, que ayudarán a prevenir el cáncer de piel y condiciones generales de la salud. Están incluidas algunas súper comidas repletas de antioxidantes, que son perfectas para impulsar su sistema inmune.

Estas recetas contienen las vitaminas más importantes para su piel: vitamina A, B, C y D, y otros nutrientes irremplazables como el zinc, selenio, licopeno, y ácidos grasos esenciales. Estos nutrientes están distribuidos equitativamente entre desayuno, almuerzo, cena, ensaladas, sopas y batidos, y cubrirán todas sus necesidades diarias.

El punto clave es que una dieta saludable es la mejor opción que puede hacer para usted y su piel. Una dieta saludable va más allá, incluso le ayuda a recuperarse de esta terrible enfermedad. Su cuerpo tiene su propio mecanismo de defensa natural y depende de usted para ayudar a fortalecerlo.

Este libro incluye las mejores recetas de jugos y comidas disponibles para la prevención y tratamiento del cáncer de piel. No espere para mejorar su salud. Tome la decisión hoy y haga un cambio definitivo para su piel.

91 RECETAS NATURALES DE JUGOS Y COMIDAS PARA EL CÁNCER DE PIEL: PROTEJA Y REVIVA SU PIEL USANDO INGREDIENTES RICOS EN NUTRIENTES

COMIDAS

1.   Avena de Damasco

Ingredientes:

2 onzas de avena

2 onzas de damascos, secos y trozados

1 onza de almendras, en rodajas

½ taza de Yogurt griego

½ cucharada de miel, cruda

½ taza de leche sin grasa

1 cucharadita de semillas de chía

½ cucharadita de extracto de vainilla

½ cucharadita de canela, molida

Preparación:

Poner las almendras, miel y leche en una procesadora. Pulsar por 30 segundos. Transferir la mezcla a un tazón mediano. Añadir la avena, yogurt, damascos y extracto de vainilla, y revolver bien para combinar. Rociar con canela y refrigerar por 15 minutos. Servir y disfrutar.

Información Nutricional por porción: Calorías: 129, Proteínas: 4.9g, Carbohidratos: 18.9g, Grasas: 4.8g

2.   Magdalenas de Mango

Ingredientes:

1 mango grande, sin piel, por la mitad y sin carozo

½ taza de almidón de arrurruz (o tapioca)

½ taza de harina de coco

2 cucharada de leche

1 cucharada de semillas de girasol

2 cucharadita de polvo de hornear

¼ cucharadita de bicarbonato de sodio

1 cucharadita de endulzante de Stevia

Moldes para magdalenas

Preparación:

Precalentar el horno a 350°F.

Poner las mitades de mango en una procesadora. Pulsar por 20 segundos y luego agregar la leche. Continuar mezclando hasta obtener un puré cremoso.

Combinar la harina, almidón, polvo de hornear, bicarbonato de sodio, semillas de girasol y Stevia en un tazón grande y revolver bien. Añadir el puré y mezclar.

Verter la mezcla en los moldes para magdalenas y hornear por 15 minutos.

Información Nutricional por porción: Calorías: 154, Proteínas: 3.1g, Carbohidratos: 35.4g, Grasas: 0.9g

3.   Arándanos y Duraznos con Almendras

Ingredientes:

2 onzas de arándanos

2 duraznos medianos

1 onza de harina común

1 cucharadita de canela molida

½ cucharadita de jengibre, molido

1 onza de manteca, derretida

½ onza de almendras, trozadas

2 cucharada de azúcar negra

Preparación:

Precalentar el horno a 350°F. En un tazón grande, combinar la harina, almendras, azúcar y manteca. Aplastar con una cuchara para combinar. Dejar a un lado.

Poner los duraznos en una olla grande. Añadir agua hasta cubrir y hervir. Cocinar por 1 minutos y remover del fuego. Colar y pelar. Cortar por la mitad, remover el carozo y trozar en piezas del tamaño de un bocado. Transferir a una fuente levemente engrasada. Cubrir con la mezcla de arándanos y almendra.

Hornear por 20 minutos, o hasta que la superficie esté crujiente. Remover del horno y dejar enfriar antes de servir.

Información Nutricional por porción: Calorías: 201, Proteínas: 2.6g, Carbohidratos: 24.3g, Grasas: 10.1g

4.   Omelette Vegetariano

Ingredientes:

1 onza de brócoli

½ taza de frijoles de su elección

1 zanahoria pequeña, en rodajas

1 tomate grande, en piezas del tamaño de un bocado

1 cebolla morada mediana, sin piel y trozada

1 huevo

1 cucharada de aceite de oliva

¼ cucharadita de sal y pimienta

Preparación:

Poner el brócoli, zanahorias, tomate y frijoles en una olla profunda. Añadir agua hasta cubrir y hervir. Cocinar por 10 minutos a fuego medio. Remover del fuego.

Calentar aceite de oliva en una sartén grande a fuego medio/alto. Añadir las cebollas y freír hasta que trasluzcan. Agregar la mezcla de vegetales y continuar cocinando por 5 minutos más, revolviendo constantemente. Agregar el huevo, batiendo, y cocinar por 1 minuto más, permitiendo al huevo llegar a una textura semi rígida. Sazonar con sal y pimienta, y luego servir caliente.

Información Nutricional por porción: Calorías: 150, Proteínas: 5.5g, Carbohidratos: 11.3g, Grasas: 7.9g

5.   Tortilla de Batata y Queso Feta

Ingredientes:

1 batata mediana

1 pimiento rojo, en piezas del tamaño de un bocado

1 pimiento verde, en piezas del tamaño de un bocado

2 dientes de ajo, aplastados

3 huevos grandes

1 onzas Queso feta, desmenuzado

¼ taza de perejil, trozado fino

¼ taza de crema agria

¼ cucharadita de sal y pimienta

1 cucharada de aceite de oliva

Preparación:

Lavar, pelar y cortar la batata en piezas del tamaño de un bocado. Combinar los pimientos y batata en un tazón grande. Cubrir con el perejil, sal y pimienta. Revolver bien y dejar a un lado.

Precalentar el horno a 350°F.

Batir los huevos en un tazón grande. Añadir el queso, crema agria y aceite de oliva. Mezclar con un tenedor. Verter sobre la mezcla de batata y pimiento, y revolver bien.

Engrasar una fuente de hornear con aceite de oliva. Agregar la mezcla y hornear por 45 minutos. Remover del horno y dejar reposar por 10 minutos. ¡Servir y disfrutar!

Información Nutricional por porción: Calorías: 201, Proteínas: 10.2g, Carbohidratos: 16.8g, Grasas: 10.5g

6.   Yogurt de Leche de Almendra con Nueces

Ingredientes:

1 taza de yogurt de leche de almendra

½ taza de nueces, trozadas

¼ taza de semillas de chía

1 cucharada de jalea de higo

Preparación:

En un tazón mediano, combinar 1 taza de yogurt de leche de almendra con semillas de chía. Cubrir con las nueces picadas y jalea de higo. Mezclar. Servir inmediatamente y disfrutar.

Información Nutricional por porción: Calorías: 210, Proteínas: 3.2g, Carbohidratos: 21.4g, Grasas: 13.8g

7.   Verdes a Fuego Lento con Aceite de Oliva

Ingredientes:

½ taza de arroz negro

3 onzas espárragos, trozados fino

2 onzas rúcula, despedazada

3 onzas hojas de mangle, despedazadas

3 dientes de ajo, aplastados

¼ cucharadita de pimienta negra, molida

1 cucharadita de sal

¼ taza de jugo de limón fresco

3 cucharada de aceite de oliva

Preparación:

Poner el arroz en una olla. Agregar 1 ½ taza de agua y hervir. Cocinar por 10 minutos, o hasta que el líquido se haya evaporado. Revolver ocasionalmente. Remover del fuego y dejar a un lado.

Llenar una olla grande con agua salada y añadir la rúcula, espárragos y hojas de mangle. Hervir y cocinar por 2-3 minutos. Remover del fuego y colar.

En una sartén mediana, calentar 3 cucharadas de aceite de oliva. Agregar el ajo y freír, revolviendo por 3 minutos. Añadir las hojas hervidas, sal, pimienta y la mitad del jugo de limón. Freír por 5 minutos más. Agregar el arroz y mezclar bien.

Remover del fuego. Sazonar con más jugo de limón y servir.

Información Nutricional por porción: Calorías: 232, Proteínas: 3.7g, Carbohidratos: 25.8g, Grasas: 15.7g

8. Hojas de Uva Rellenas

Ingredientes:

8 onza de hojas de uva

1 lb. de carne, molida

2 cebollas medianas, en cubos

2 cucharada de aceite de oliva

½ cucharadita de sazón de hierba de ajo

½ cucharadita de sal

1 cucharadita de menta fresca, picada fino

¼ cucharadita de pimienta negra, molida

Preparación:

Hervir cuatro tazas de agua en una olla profunda. Poner las hojas de uva y cocinar por 1 minuto, para ablandarlas.

Tomar un tazón grande y combinar la carne molida con cebollas en cubos, sal, pimienta y sazón de hierba de ajo. Mezclar bien para combinar. Poner 2 cucharadas de la mezcla en el centro de cada hoja de uva. Enrollar y sellar las puntas.

Tomar una sartén grande y engrasar con 1 cucharada de aceite de oliva. Poner los rollos adentro y agregar agua hasta cubrir. Tapar y cocinar por 50 minutos, a fuego medio/bajo.

Servir caliente y disfrutar.

Información Nutricional por porción: Calorías: 207, Proteínas: 13.2g, Carbohidratos: 18.8g, Grasas: 30.2g

9.   Pavo con Brócoli

Ingredientes:

8 onza de pechuga de pavo, sin piel ni hueso

3 onza de brócoli, trozado

1 onza de Brotes de Bruselas, picado

3 dientes de ajo, en cubos

¼ taza de perejil fresco, trozado

½ cucharadita de sal

¼ cucharadita de pimienta negra, molida

¼ cucharadita de orégano seco, molido

2 cucharada de aceite de oliva

Preparación:

Hervir el brócoli y brotes de Bruselas en una olla profunda. Añadir suficiente agua hasta cubrir los vegetales y tapar. Cocinar por 10 minutos. Dejar a un lado.

Calentar aceite de oliva en una sartén a fuego medio/alto. Agregar los dientes de ajo y freír por 3 minutos.

Cortar la carne de pavo en cubos y añadir a la sartén. Continuar cocinando por 8 minutos, revolviendo para que la carne se dore en todos lados. Servir el pavo con la mezcla de brócoli hervido y sazonar con sal, pimienta, orégano y perejil. Disfrute

Información Nutricional por porción: Calorías: 163, Proteínas: 34.6g, Carbohidratos: 19.6g, Grasas: 27.4g

10.   Berenjenas Rellenas

Ingredientes:

2 berenjenas medianas

2 cebollas pequeñas, sin piel y picada fina

2 dientes de ajo, aplastados

¼ taza de perejil, trozado fino

1 tomate grande, sin piel y picado fino

¼ cucharadita de sal

¼ cucharadita de pimienta negra, molida

2 cucharada de aceite de oliva

1 hoja de laurel, seca y molida

2 cucharada de almendras, trozado fino

Preparación:

Precalentar el horno a 350°F. Poner papel de hornear sobre una fuente.

Cortar las berenjenas por la mitad longitudinalmente. Remover la pulpa y ponerla en un tazón mediano.

Transferir las pieles de berenjena a un tazón diferente. Cubrir con sal y dejar reposar por 5 minutos.

Calentar aceite de oliva a fuego medio/alto. Freír brevemente las pieles de berenjena de cada lado por 3 minutos, y remover.

En la misma sartén, agregar las cebollas y ajo. Freír por varios minutos y añadir el tomate. Mezclar bien y hervir a fuego lento hasta que los tomates ablanden. Agregar la pulpa de berenjena, sal, pimienta, hoja de laurel, almendras y perejil. Cocinar por 5 minutos más, revolviendo constantemente.

Rellenar las mitades de berenjenas con la mezcla. Transferir a una fuente y hornear por 15 minutos, o hasta que estén levemente carbonizadas.

Servir caliente con el aderezo de su elección, como crema agria, mostaza o queso rallado.

Información Nutricional por porción: Calorías: 260, Proteínas: 7.8g, Carbohidratos: 45.7g, Grasas: 8.9g

11. Gulasch de Frijoles Verdes

Ingredientes:

1 libra de frijoles, pre cocidos

2 zanahorias medianas, lavadas, en rodajas

1 pimiento rojo grande, trozadas

2 cebollas medianas, en rodajas

5 dientes de ajo, aplastados

3 tomates, en rodajas

1 taza de salsa de tomate

1 cucharada pimentón

1 taza de apio, trozadas

2 cucharada de aceite de oliva

7 tazas de agua

Preparación:

En una sartén grande, calentar el aceite de oliva a fuego alto. Freír las cebollas por 2 minutos. Agregar las zanahorias, pimiento y ajo. Cocinar por 10 minutos a fuego alto. Transferir a una olla grande.

Añadir los tomates, salsa de tomate y 1 taza de agua caliente. Agregar los frijoles pre cocidos y 5 tazas de agua, junto con el apio y pimentón. Sellar la olla. Cocinar a fuego alto por 10 minutos, luego remover y dejar reposar. Servir y disfrutar.

Información Nutricional por porción: Calorías: 125, Proteínas: 12.5g, Carbohidratos: 18.2g, Grasas: 21.3g

12.   Vegetales Mixtos Fritos

Ingredientes:

2 pimiento rojo grandes, trozadas

2 tomates medianos, trozadas

½ calabacín, sin piel y trozada

1 cebolla grande, trozado fino

2 dientes de ajo, aplastados

3 cucharada de aceite de oliva

¼ cucharadita de sal

¼ cucharadita de pimienta negra, molida

Preparación:

Rebanar los pimientos y tomates, removiendo las semillas. Poner las rodajas en un tazón grande. Dejar a un lado.

Tomar una sartén grande y calentar el aceite de oliva a fuego medio. Freír la cebolla y ajo por 3 minutos, y luego agregar el calabacín. Continuar cocinando por 5 minutos más, o hasta que el líquido se evapore. Finalmente, agregar los tomates y pimientos. Cocinar otros 5 minutos, revolviendo constantemente. Remover del fuego y servir.

Información Nutricional por porción: Calorías: 85, Proteínas: 2.3g, Carbohidratos: 10.8g, Grasas: 32.5g

13. Ternera con Puerro

Ingredientes:

½ libra de ternera, sin piel ni hueso

½ libra de puerro, trozadas en piezas del tamaño de un bocado

1 tomate grande, trozadas

2 dientes de ajo, trozado fino

3 cucharada de aceite de oliva

½ cucharadita de Pimienta cayena (puede usar pimienta negra para evitar lo picante de la pimienta cayena)

½ cucharadita de sal

Preparación:

Cortar la carne en piezas del tamaño de un bocado. Ponerla en una olla profunda. Agregar agua hasta cubrir y sazonar con sal. Tapar y cocinar por 15 minutos a fuego medio/alto.

Añadir el puerro, 1 cucharada de aceite de oliva y pimienta. Reducir el fuego al mínimo y continuar cocinando por 5 minutos.

Mientras tanto, picar la cebolla y ajo en una procesadora por 10 segundos.

Calentar 2 cucharadas de aceite de oliva en una sartén grande y agregar la cebolla y ajo. Freír por 3 minutos o hasta que trasluzcan. Añadir el tomate y freír 1 minuto más, luego transferir a la olla. Cocinar todo junto por 2 minutos finales, revolviendo.

Remover del fuego y servir caliente.

Información Nutricional por porción: Calorías: 205, Proteínas: 14.8g, Carbohidratos: 22.4g, Grasas: 28.9g

14. Brócoli a la Cacerola

Ingredientes:

2 coronas de brócoli grandes, trozadas

1 taza Brotes de Bruselas, por la mitad

1 taza de quínoa, lavada

4 tazas de caldo vegetal

2 cebollas pequeñas, trozado fino

1 taza de crema agria

2 cucharaditas tomillo seco, molido

4 cucharada de aceite de oliva

½ cucharadita de sal

¼ cucharadita de pimienta negra, molida

Preparación:

Precalentar el horno a 350°F.

En una cacerola grande, combinar la quínoa con el caldo vegetal y tomillo seco. Agregar sal y pimienta a gusto y hervir. Reducir el fuego y cocinar por 12 minutos, hasta que el líquido se haya absorbido. Remover del fuego y dejar a un lado.

Calentar el aceite de oliva en otra cacerola grande. Agregar las cebollas y freír por 2 minutos, o hasta que trasluzcan. Añadir el brócoli y brotes de Bruselas. Continuar cocinando por 10 minutos, hasta que ablanden.

En un tazón grande, mezclar el brócoli con la quínoa. Agregar crema agria y revolver bien. Poner en una fuente levemente engrasada. Hornear por 20 minutos, o hasta que la parte superior este crujiente.

Dejar enfriar y servir.

Información Nutricional por porción: Calorías: 220, Proteínas: 6.4g, Carbohidratos: 10.9g, Grasas: 17.6

15.   Hamburguesas de Batata y Salmón

Ingredientes:

1 lb. batata, en rodajas

6 onzas filete de salmón fresco

1 taza de leche

1 huevo

1 cucharadita de sal marina

1 cucharada de manteca

1 taza de harina común

½ taza de pan rallado

½ taza de perejil, trozado fino

1 cucharada de aceite de oliva

Preparación:

Poner las rodajas de batata en una olla profunda. Añadir agua hasta cubrir y hervir. Cocinar hasta que ablanden. Remover del fuego y transferir a un tazón grande. Agregar sal, leche y manteca. Aplastar hasta obtener un puré y dejar a un lado.

Picar el filete de salmón y agregarlo al puré de batata. Añadir harina, huevos y perejil, y mezclar bien. Usando sus manos, formar hamburguesas de 1 pulgada de espesor, y cubrir en pan rallado.

Precalentar aceite a fuego medio/alto. Freír cada hamburguesa por 3 minutos de cada lado.

Servir con vegetales frescos de su elección.

Información Nutricional por porción: Calorías: 111, Proteínas: 8g, Carbohidratos: 13g, Grasas: 4g

16. Champiñones Grillados

Ingredientes:

3 onza de champiñones

1 cucharadita de eneldo fresco

½ cucharadita de polvo de ajo

¼ cucharadita de sal

2 onzas de rúcula fresca

1 cucharadita de romero fresco, trozadas

1 cucharadita de aceite de oliva

½ cucharadita de vinagre balsámico

½ cucharadita de pimienta molida

Preparación:

Precalentar un grill antiadherente a fuego medio/alto.

Limpiar, lavar y cortar cada champiñón por la mitad. Poner en el grill y cocinar por 5 minutos, o hasta que el líquido evapore. Remover del fuego. Combinar el aceite de oliva con romero, vinagre, eneldo, sal, pimienta y los champiñones y revolver bien. Rociar con polvo de ajo y servir con rúcula fresca.

¡Disfrute!

Información Nutricional por porción: Calorías: 119 Proteínas: 22g, Carbohidratos: 1.5g, Grasas: 1.7g

17.   Frijoles, Frutos Secos y Semillas

Ingredientes:

1 taza de quínoa, pre cocida

1 taza de frijoles blancos, pre cocidos

3 cucharada de avellanas, tostadas

1 cucharada de almendras, trozado fino

1 cucharada de linaza

½ taza de perejil fresco

1 cebolla pequeña, sin piel y trozada

2 dientes de ajo, trozado fino

¼ cucharadita de sal

5 cucharada de aceite de oliva

1 taza de champiñones, en rodajas

Preparación:

Combinar las avellanas, almendra, linaza, perejil, sal y 3 cucharadas de aceite de oliva en una procesadora. Pulsar por 30 segundos.

Calentar el aceite restante en una sartén grande. Agregar la cebolla y ajo. Freír por varios minutos, hasta que esté levemente carbonizado.

Añadir la quínoa, frijoles blancos, champiñones y mezclar bien. Cocinar por 5 minutos más, o hasta que el agua evapore.

Remover del fuego y transferir a un tazón. Agregar la mezcla de frutos y mezclar bien.

Servir y disfrutar.

Información Nutricional por porción: Calorías: 193 Proteínas: 28.3g, Carbohidratos: 40.6g, Grasas: 9.9g

18. Magdalenas Vegetarianas con Mozzarella

Ingredientes:

2 tazas de harina de trigo

½ taza de harina de arroz

1 cucharada de polvo de hornear

½ cucharadita de sal

1 taza de leche

2 huevos

2 cucharada de aceite de oliva

¼ taza de Queso mozzarella, desmenuzado

¼ taza de espinaca, cocida y colada

¼ taza de brócoli, cocido y procesado

Moldes para magdalenas

Preparación:

En un tazón grande, combinar las harinas, polvo de hornear y sal. Añadir, batiendo gentilmente, la leche y 2 huevos. Mezclar bien con una batidora eléctrica. Agregar la espinaca, brócoli procesado y queso mozzarella. Mezclar de nuevo. Verter en moldes para magdalenas.

Precalentar el horno a 300°F. Hornear por 25 minutos. Dejar enfriar y servir.

Información Nutricional por porción: Calorías: 176 Proteínas: 9.5g, Carbohidratos: 24.2g, Grasas: 8.3g

19. Ensalada de Repollo Morado con Zanahorias

Ingredientes:

½ cabeza de repollo morado

2 cebollas de verdeo grandes, lavadas, en rodajas

2 zanahorias medianas, lavadas, en rodajas

2 cucharada de aceite de oliva

2 cucharada de jugo de limón fresco

½ cucharadita de sal marina

½ cucharadita de pimienta negra, molida fresca

Preparación:

Cortar el repollo en piezas y poner en una procesadora. Pulsar rápidamente para picar.

En un tazón de ensalada, combinar el repollo con las zanahorias en rodajas y cebollas de verdeo. Mezclar con aceite de oliva, jugo de limón, sal marina y pimienta negra.

Información Nutricional por porción: Calorías: 156, Proteínas: 1.1g, Carbohidratos: 17.8g, Grasas: 17.7g

20. Ensalada de Verdes de Remolacha y Col Rizada

Ingredientes:

2 onzas de hojas de remolacha

2 onzas de hojas de col rizada

4 tomates bebé

2 cucharada de aceite de oliva

½ cucharadita de sal

¼ cucharaditas pimienta negra, molida

1 cucharaditas jugo de limón

Preparación:

En un tazón de ensalada, combinar las hojas de remolacha con la col. Mezclar con los tomates bebé, aceite de oliva, jugo de limón, sal marina y pimienta negra.

Servir y disfrutar.

Información Nutricional por porción: Calorías: 158, Proteínas: 1.1g, Carbohidratos: 16.5g, Grasas: 8.3g

21.   Ensalada Radical de Rábanos y Frijoles

Ingredientes:

8 onza de frijoles de su elección pre cocidos

5 rábanos, en rodajas

1 pepino, en rodajas

3 cebollas de verdeo, trozadas

½ taza de apio fresco, trozadas

1 pimiento rojo, en rodajas

1 pimiento verde, en rodajas

Para el aderezo:

¼ taza de aceite de oliva

1/8 taza de vinagre de sidra de manzana

1 cucharadita de polvo de chile

1 cucharadita de tomillo fresco, trozado fino

¼ cucharadita de sal

¼ cucharadita de pimienta negra, molida

Preparación:

Combinar los ingredientes del aderezo en un tazón. Mezclar bien y dejar reposar por 15 minutos en la nevera.

Mientras tanto, combinar los frijoles pre cocidos con el pepino, pimiento verde, pimiento rojo, apio, cebollas y rábanos en un tazón grande de ensalada.

Rociar con el aderezo, servir y disfrutar.

Información Nutricional por porción: Calorías: 359, Proteínas: 12.6g, Carbohidratos: 45.8g, Grasas: 20.3g

22. Ensalada de Lentejas con Perejil Fresco

Ingredientes:

1 taza de lentejas

1 cebolla de verdeo mediana, trozadas

¼ taza de perejil, trozadas

½ cucharadita de sal

¼ cucharadita de pimienta negra, molida fresca

2 cucharada de aceite de oliva

1 cucharada de semillas de sésamo

Preparación:

Primero, cocinar las lentejas. Usar 3 tazas de agua para 1 taza de lentejas secas. Hervir el agua, reducir el fuego a medio y cubrir. Cocinar por 20 minutos. Remover del fuego y colar. Dejar enfriar y luego transferir a un tazón de ensalada.

Cubrir con las cebollas y perejil, y sazonar con sal, pimienta, aceite de oliva y semillas de sésamo. Mezclar y servir.

Información Nutricional por porción: Calorías: 300, Proteínas: 16.5g, Carbohidratos: 33.6g, Grasas: 12.7g

23. Ensalada de Calabaza Hokkaido con Salmón

Ingredientes:

½ calabaza Hokkaido pequeña, en cubos

3 onza de salmón ahumado, en rodajas

½ taza de espinaca bebé, trozado fino

½ taza de nueces, trozadas

1 cucharada de aceite de oliva

1 cucharada de jugo de limón

¼ cucharadita de sal

¼ cucharadita de pimienta negra, molida

Preparación:

Precalentar el horno a 320°F.

Pelar la calabaza y cortar en cubos del tamaño de un bocado. Poner papel manteca sobre una fuente. Engrasar la fuente con aceite de oliva. Poner los cubos encima y añadir sal y pimienta. Hornear por 10 minutos, o hasta que carbonice levemente.

Calentar aceite de oliva en una sartén antiadherente a fuego medio/alto. Agregar el salmón ahumado y grillar hasta que esté crujiente de ambos lados. Remover de la sartén y dejar a un lado.

Esparcir la espinaca bebé sobre una fuente. Cubrir con los cubos de calabaza y salmón ahumado. Rociar con nueces y jugo de limón, aceite de oliva, sal y pimienta. Servir inmediatamente y disfrutar.

Información Nutricional por porción: Calorías: 306, Proteínas: 13.7g, Carbohidratos: 6.9g, Grasas: 25.2g

24.   Ensalada de Espinaca Bebé con Aderezo de Jugo de Manzana Fresco

Ingredientes:

4 onzas espinaca bebé, trozado fino

3 cebollas de verdeo medianas, trozadas

3 cucharada de vinagre de sidra de manzana

½ taza de jugo de manzana fresco

2 cucharada de aceite de oliva

1 cucharada de Mostaza de Dijon

½ cucharadita de sal

Preparación:

En un tazón pequeño, combinar el jugo de manzana con sidra, aceite de oliva, mostaza y sal. Mezclar bien y dejar a un lado.

En un tazón grande de ensalada, combinar la espinaca bebé con cebollas de verdeo. Cubrir con el aderezo de manzana y mezclar bien. Servir.

Información Nutricional por porción: Calorías: 107, Proteínas: 5.9g, Carbohidratos: 11.4g, Grasas: 5.3g

25.   Sopa de Frijoles Aplastados

Ingredientes:

1 taza de frijoles de su elección, cocidos y colados

1 zanahoria pequeña

1 cebolla pequeña

¼ cucharadita de sal

¼ cucharadita de pimienta negra molida fresca

1 cucharada de aceite de oliva

Preparación:

Lavar las cebollas y zanahorias. Ponerlas junto a los frijoles en una cacerola. Agregar agua con sal y cocinar por 5 minutos. Remover del fuego y dejar reposar 5 minutos. Poner en una procesadora. Pulsar.

Calentar el agua restante hasta el hervor y revolver con un poco de aceite. Cocinar hasta que la mezcla espese, agregar los vegetales procesados y cocinar por 5 minutos.

Servir caliente.

Información Nutricional por porción: Calorías: 95, Proteínas: 5.9g, Carbohidratos: 11.8g, Grasas: 5g

26.   Sopa de Coliflor

Ingredientes:

1 cabeza de coliflor grande, en piezas del tamaño de un bocado

1 taza de queso Cottage, desmenuzado

2 cucharada aceite de oliva

1 diente de ajo aplastados

1 puerro, trozado

1 cucharada de manteca

4 onzas caldo vegetal

½ cucharadita de sal

Preparación:

Poner la coliflor y queso Cottage en una procesadora. Pulsar por 30 segundos y dejar a un lado.

Calentar el aceite de oliva en una olla grande a fuego medio/alto. Añadir manteca, ajo y puerro, y cocinar por 3 minutos.

Transferir la mezcla de coliflor a la olla y añadir el caldo vegetal. Cubrir, reducir el fuego al mínimo y cocinar por 25 minutos.

Servir caliente.

Información Nutricional por porción: Calorías: 132, Proteínas: 9.3g, Carbohidratos: 21.4g, Grasas: 7.9g

27.   Sopa de Zanahoria

Ingredientes:

5 zanahorias grandes, lavadas, en rodajas

1 taza de caldo vegetal

2 tazas de agua

¼ cucharadita de sal marina

¼ cucharadita de pimienta molida

1 cucharadita de romero seco

Preparación:

Calentar una olla grande con 2 tazas de agua a fuego medio/alto. Poner todos los ingredientes adentro. Cocinar por 5 minutos, revolviendo. Tapar y cocinar por 5 minutos más. Apagar el fuego, destapar, y revolver por 2 minutos.

Servir caliente.

Información Nutricional por porción: Calorías: 96, Proteínas: 6.3g, Carbohidratos: 14.6g, Grasas: 4.2g

28.   Sopa de Frijoles Verdes y Brócoli

Ingredientes:

8 onzas de frijoles verdes

1 cebolla pequeña, en rodajas

2 tazas de brócoli, trozado fino

1 diente de ajo entero

¼ cucharadita de pimienta molida

¼ cucharadita de sal

2 cucharada aceite de oliva

1 hoja de laurel

¼ taza de crema agria

Preparación:

Remojar los frijoles por la noche. Lavar y colar.

Poner los frijoles, aceite de oliva, brócoli, ajo y cebolla en una procesadora junto a ½ taza de agua. Pulsar por 2 minutos.

Poner todos los ingredientes en una olla grande y cocinar por 30 minutos, revolviendo ocasionalmente.

Al servir, cubrir con una cucharada de crema agria.

Servir caliente y disfrutar.

Información Nutricional por porción: Calorías: 115, Proteínas: 4.3g, Carbohidratos: 15.7g, Grasas: 4.6g

29. Sopa Cremosa de Champiñones, Coco y Zanahoria

Ingredientes:

1 zanahoria en cubos

½ taza de coco rallado

1 taza de leche de coco

1 taza de champiñones, en rodajas finas

5 tazas de agua

1 cucharadita de pimienta

1 apio, trozadas

1 cucharada de aceite de oliva

1 cucharadita de sal marina

1 pimiento verde, trozadas, sin semillas

3 cebollas, trozadas

Preparación:

Calentar el aceite de oliva en una olla profunda a fuego medio/alto. Añadir las cebollas, zanahorias y coco rallado. Cocinar por 5 minutos y luego agregar los champiñones, apio y pimienta. Continuar cocinando, revolviendo, por 5 minutos más.

Añadir la leche de coco y agua. Reducir el fuego, tapar y cocinar por 20 minutos.

Remover del fuego, sazonar con sal y pimienta y servir.

Información Nutricional por porción: Calorías: 130, Proteínas: 2.3g, Carbohidratos: 9.2g, Grasas: 14.4g

30.   Sopa de Tomate

Ingredientes:

8 tomates, sin piel y trozados

½ taza de apio, trozado fino

1 cebolla mediana, en cubos

¼ taza de albahaca fresca, trozado fino

½ cucharadita de pimienta negra, molida

4 tazas de agua

1 cucharada aceite de oliva

Preparación:

Precalentar una sartén antiadherente con aceite de oliva a fuego medio/alto. Añadir las cebollas, apio y albahaca. Rociar con pimienta y freír por 10 minutos, hasta que caramelice.

En una olla grande, añadir los tomates y una taza de agua. Bajar el fuego a medio/bajo y cocinar por 15 minutos, hasta que ablanden. Añadir 1 taza de agua y hervir. Agregar la mezcla de cebolla y apio y cocinar por 2 minutos, revolviendo. Remover del fuego y servir con perejil fresco.

Información Nutricional por porción: Calorías: 25, Proteínas: 0.7g, Carbohidratos: 8.9g, Grasas: 0.9g

31. Sopa de Brotes de Bruselas

Ingredientes:

2 tazas brotes de Bruselas frescos, por la mitad

¼ taza de perejil fresco, trozado fino

1 cucharadita de tomillo seco

1 cucharada de jugo de limón fresco

¼ cucharadita de sal marina

Preparación:

Poner los brotes de Bruselas en una olla profunda y cubrir con agua. Hervir y cocinar hasta que ablanden. Remover del fuego y colar.

Transferir a una procesadora. Añadir el perejil fresco, tomillo y ½ taza de agua. Pulsar hasta obtener una mezcla suave. Verter en la olla y añadir 1 taza de agua. Hervir y cocinar por 10 minutos, a fuego bajo. Sazonar con sal, servir caliente y disfrutar.

Información Nutricional por porción: Calorías: 87, Proteínas: 3.5g, Carbohidratos: 7.6g, Grasas: 5.3g

32.   Sopa de Pollo con Ajo

Ingredientes:

2 pechuga de pollo, sin piel ni hueso

1 cucharada de perejil, molido fresco

5 dientes de ajo, trozado fino

1 cebolla pequeña, trozadas

1 cucharada de harina común

4 cucharada de aceite de oliva

½ cucharadita de sal

¼ cucharadita de pimienta negra, molida

Preparación:

Precalentar 2 cucharadas de aceite de oliva en una sartén a fuego medio/alto. Añadir la cebolla y 3 dientes de ajo. Freír hasta que trasluzca.

Transferir a una olla profunda. Agregar la pechuga de pollo, perejil, sal y pimienta. Verter agua hasta cubrir. Tapar y cocinar por 30 minutos a fuego mínimo.

Colar la sopa a un tazón grande. Trozar el pollo en piezas del tamaño de un bocado.

Calentar 2 cucharadas de aceite de oliva en una olla grande a fuego medio/alto. Transferir el pollo junto con el ajo y cocinar 1 minuto. Añadir la harina y continuar cocinando por 2 minutos más.

Finalmente, verter la sopa a la olla y cocinar, revolviendo, por 10 minutos. Servir caliente.

Información Nutricional por porción: Calorías: 93, Proteínas: 12.8g, Carbohidratos: 16.5g, Grasas: 22.4g

33. Sopa de Zanahorias y Carne

Ingredientes:

8 onza de carne, sin piel ni hueso

3 zanahorias medianas, lavadas, trozadas

1 cebolla mediana, trozada

1 huevo grande

1 cucharadita de crema agria

2 cucharadita de perejil, trozado fino

2 hojas de laurel

4 cucharada de aceite de oliva

½ cucharadita de sal

½ cucharadita de pimienta negra, molida

Preparación:

Poner la carne en una olla profunda. Cubrir con agua, tapar, reducir el fuego al mínimo y cocinar por 30 minutos hasta que ablande.

Mientras tanto, calentar aceite de oliva en una sartén a fuego medio/alto. Añadir las cebollas y zanahorias. Verter 1 taza de agua y cocinar hasta que ablanden.

Agregar sal, pimienta y hojas de laurel. Reducir el fuego al mínimo.

Mientras tanto, batir los huevos con la crema agria. Ponerlos en la olla y revolver por 1 minuto. Finalmente, agregar el perejil y dejar cocinar a fuego medio por 2 minutos.

Servir caliente.

Información Nutricional por porción: Calorías: 110, Proteínas: 8.7g, Carbohidratos: 9.4g, Grasas: 18.5g

34.   Sopa de Berenjenas

Ingredientes:

3 berenjenas pequeñas, sin piel y cortadas en piezas del tamaño de un bocado

1 cebolla morada mediana, trozada fina

2 tomates medianos, sin piel y trozados

1 cucharada de crema agria

2 cucharada de aceite de oliva

½ cucharadita de sal

½ cucharadita de pimienta negra, molida

¼ cucharadita de ají picante, molido

Preparación:

Poner los cubos de berenjenas en un tazón grande y añadir sal. Dejar reposar por 15 minutos.

Calentar 2 cucharadas de aceite de oliva en una sartén grande a fuego medio/alto. Agregar la cebolla y freír hasta que trasluzca. Añadir las berenjenas y freír por 2 minutos más. Tomar 2 cucharadas de la mezcla y poner en un tazón pequeño.

Agregar los tomates a la sartén y revolver bien. Cocinar por 3 minutos más y dejar reposar un rato. Transferir a una procesadora y pulsar.

En una olla grande, verter la mezcla de la procesadora. Añadir 1 taza de agua, sal, pimienta negra y ají picante. Tapar y cocinar por 15 minutos.

Servir con los cubos de berenjenas restantes.

Información Nutricional por porción: Calorías: 125, Proteínas: 5.6g, Carbohidratos: 17.4g, Grasas: 19.7g

35.   Batido de Naranja y Banana

Ingredientes:

2 naranjas grandes, sin piel y por la mitad

1 banana, sin piel y trozada

1 cucharadita de jugo de limón

1 cucharadita de miel, cruda

¼ cucharadita de canela, molida

Preparación:

Combinar la banana, naranjas, jugo de limón y miel en una procesadora. Pulsar y verter en una taza. Agregar canela encima. Mezclar con una cuchara.

Servir con hielo.

Información Nutricional por porción: Calorías: 137, Proteínas: 2.0g, Carbohidratos: 35.3g, Grasas: 0.5g

36.   Batido de Vegetales Verdes

Ingredientes:

¼ taza de brócoli, por la mitad

¼ taza de Brotes de Bruselas, por la mitad

¼ taza de espinaca, trozado fino

1 cucharadita de jugo de limón

1 taza de jugo de naranja

¼ cucharadita de menta molida

Preparación:

Cocinar el brócoli, brotes de Bruselas y espinaca en una olla con agua hirviendo por 10 minutos, hasta que ablanden. Colar y dejar enfriar por 5 minutos.

Transferir los vegetales a una procesadora. Agregar la menta molida, jugo de limón y jugo de naranja. Pulsar y refrigerar por 15 minutos.

Agregar cubos de hielo y servir.

Información Nutricional por porción: Calorías: 73, Proteínas: 6.3g, Carbohidratos: 14.1g, Grasas: 0.4g

37.   Batido de Zanahoria y Jengibre

Ingredientes:

4 zanahorias grandes, lavadas, en rodajas

1 naranja, en gajos

¼ taza de raíz de jengibre, en rodajas

1 taza de jugo de manzana fresco

Preparación:

Combinar los ingredientes en una procesadora y pulsar. Servir frío.

Información Nutricional por porción: Calorías: 97, Proteínas: 4.2g, Carbohidratos: 14.1g, Grasas: 0.4g

38.   Batido de Manzana e Higos

Ingredientes:

1 manzana verde pequeña, en rodajas

4 higos frescos, por la mitad

1 kiwi, sin piel y en rodajas

¼ taza de espinaca trozada finamente

Jugo de 1 lima

½ cucharadita de endulzante de Stevia

½ taza de leche

½ taza de agua

Preparación:

Combinar todos los ingredientes en una licuadora. Pulsar hasta que esté suave. Servir frío.

Información Nutricional por porción: Calorías: 243, Proteínas: 4.7g, Carbohidratos: 26.8g, Grasas: 5.5g

39.   Batido de Col Rizada con Leche de Almendra

Ingredientes:

1 taza de leche de almendra

1 taza de col rizada cruda, trozada fina

½ durazno, en rodajas

1 rodaja de melón

1 cucharadita de cúrcuma molida

1 cucharada de semillas de sésamo

1 cucharadita de endulzante de Stevia

Preparación:

Poner los ingredientes en una procesadora. Pulsar y servir.

Información Nutricional por porción: Calorías: 153, Proteínas: 4.8g, Carbohidratos: 45.5g, Grasas: 4.3g

40.   Batido de Coco Desintoxicante

Ingredientes:

1taza de agua de coco

¼ taza de espinaca bebé, trozada fina

½ taza de té verde

¼ taza de pepino, sin piel y trozado

½ palta, trozada

1 cucharaditas extracto de vainilla

2 cucharaditas endulzante de Stevia

Preparación:

Combinar los ingredientes en una licuadora por unos 40 segundos. Enfriar bien, servir y disfrutar.

Información Nutricional por porción: 110, Proteínas: 4.2g, Carbohidratos: 8.5g, Grasas: 3.4g

41.   Omelette de Calabacín

Ingredientes:

6 huevos grandes, batidos

2 tazas de calabacín, rallado

1 cucharada de aceite de oliva

½ taza de champiñones, en trozos

½ cucharadita de Sal Himalaya

¼ cucharadita de pimienta negra, molida

Preparación:

Precalentar el aceite en una sartén grande a fuego medio/alto. Añadir el calabacín y champiñones. Cocinar por 5 minutos, hasta que ablanden.

Mientras tanto, batir los huevos, sal y pimienta en un tazón. Verter esta mezcla sobre los vegetales. Revolver hasta cubrir bien. Cocinar por 3-4 minutos. Remover del fuego.

Rociar con perejil fresco y servir.

Información nutricional por porción: Kcal: 198, Proteínas: 13.9g, Carbohidratos: 3.8g, Grasas: 14.8g

42.   Cazuela de Garbanzos

Ingredientes:

2 tazas de caldo de pollo, sin sal

1 zanahoria mediana, en rodajas

½ taza de cebada, remojada por la noche

2 tazas de garbanzos, pre-cocidos

1 cebolla morada pequeña, en trozos

4 cucharadas de perejil fresco, picado fino

1 diente de ajo, aplastado

½ cucharadita de sal

Preparación:

Precalentar el horno a 375°.

Remojar los frijoles por la noche. Colar y lavar. Ponerlos en una olla de agua hirviendo y cocinar hasta que ablanden. Remover del fuego y colar. Dejar a un lado.

Combinar los frijoles, zanahoria, cebada, cebolla, ajo y sal en un tazón grande. Revolver bien y transferir a una cazuela. Verter el caldo encima y rociar con perejil.

Tapar y llevar al horno por 40-45 minutos.

Remover del horno y dejar reposar antes de servir.

Información nutricional por porción: Kcal: 198, Proteínas: 13.9g, Carbohidratos: 3.8g, Grasas: 14.8g

JUGOS

1.   JUGO PROTECTOR

En este jugo, usted disfrutará los beneficios de los carotenoides, como alfa y beta caroteno, encontrados en zanahorias, y las interacciones de sus componentes que hacen de las zanahorias un vegetal altamente recomendado para la prevención de muchos tipos de cánceres, como el de piel.

Ingredientes:

- 2 zanahorias, sin piel
- 1 manzana
- 1 tallo de apio
- 1 cucharadita miel
- 1 taza agua

Instrucciones:

- ✓ Lavar las zanahorias, manzana y tallo de apio.
- ✓ Poner todos los ingredientes en una licuadora.

✓ Mezclar añadiendo agua hasta obtener la consistencia deseada.

2. PODER DE LA C

Las frutas cítricas son altas en vitamina C y otros componentes que les dan propiedades antioxidantes. También, la vitamina C puede reducir la reacción negativa de las quemaduras solares a la radiación UVB, incrementando las capacidades protectoras naturales de nuestra piel.

Ingredientes:

- 1 taza Agua
- 1 taza Té verde
- 1 tamarilla
- ½ cucharadita Cúrcuma

Instrucciones:

- ✓ Lavar la tamarilla.
- ✓ Poner todos los ingredientes en una licuadora.
- ✓ Mezclar añadiendo agua hasta obtener la consistencia deseada.

3. JUGO HIDRATANTE

El té verde tiene muchos beneficios, ya que es conocido por sus propiedades antioxidantes. El té verde contiene catechinas y otros polifenoles, que han sido relacionados con propiedades anti cancerígenas y con ser capaces de proteger su sistema de mutaciones carcinógenas.

Ingredientes:

- 2 tazas Té verde
- 1 taza sandía en cubos
- 1 taza cantalupo en cubos
- ¼ cucharadita jengibre

Instrucciones:

- ✓ Poner todos los ingredientes en una licuadora.
- ✓ Mezclar añadiendo agua hasta obtener la consistencia deseada.

4.   DELICIOSO DE BAYAS

Los arándanos y frambuesas están en lo más alto de la lista de frutas antioxidantes y anti carcinógenas; han mostrado contener una variedad grande de efectos anti tumorales potentes contra el cáncer.

Ingredientes:

- 2 tazas Frambuesas
- 1 taza Arándanos
- 2 bananas
- 1 cucharadita polvo de cacao
- 2 tazas agua de coco

Instrucciones:

- ✓ Poner todos los ingredientes en una licuadora.
- ✓ Mezclar añadiendo agua hasta obtener la consistencia deseada.

5.   JUGO TROPICAL

Las paltas son una gran fuente de ácidos grasos saludables con omega-3, que se conocen por tener propiedades antiinflamatorias y han sido relacionados con efectos protectores contra el cáncer. Estudios también sugieren que los ácidos grasos con omega-3 ayudan a proteger la piel del daño de rayos UV.

Ingredientes:

- 1 palta, sin carozo y sin piel
- 1 taza cerezas, sin carozo
- 1 cucharadita polvo de cacao
- 1 cucharada copos de coco
- 1 taza agua de coco

Instrucciones:

- ✓ Poner todos los ingredientes en una licuadora.
- ✓ Mezclar añadiendo agua hasta obtener la consistencia deseada.

6.   JUGO DE VITALIDAD

El berro es una buena fuente de vitaminas variadas, como A, B y C. También ha sido demostrado que el berro reduce el riesgo de cáncer, incrementa la función inmune, reduce el daño del ADN de las células sanguíneas y tiene grandes propiedades antioxidantes que protegerán su piel de los efectos carcinógenos.

Ingredientes:

- 2 tazas Berro
- ½ Pepino
- 1 taza Frutillas
- 1 taza agua

Instrucciones:

- ✓ Lavar el berro y pepino.
- ✓ Poner todos los ingredientes en una licuadora.
- ✓ Mezclar añadiendo agua hasta obtener la consistencia deseada.

7.   PODER DE BAYAS

Las uvas son altamente recomendadas, ya que son una buena fuente de resveratrol, que es un antioxidante poderoso y se cree que ayuda a detener el proceso de envejecimiento en los humanos, haciéndolos una fuente excelente de efectos anti cancerígenos.

Ingredientes:

- 1 taza Uvas
- 1 taza Frambuesas
- ½ taza Jugo de granada
- 1 taza sandía en cubos
- 1 taza agua

Instrucciones:

- ✓ Lavar las uvas y frambuesas.
- ✓ Poner todos los ingredientes en una licuadora.
- ✓ Mezclar añadiendo agua hasta obtener la consistencia deseada.

8.   SUPER COL RIZADA

Entre los vegetales crucíferos, la col rizada tiene los niveles más altos de vitaminas. También es una buena fuente de carotenoides y fitonutrientes, que se cree tienen propiedades anti cancerígenas.

Ingredientes:

- 2 tazas Col rizada
- 1 taza ananá en cubos
- ¼ taza de Albahaca
- ½ taza jugo de limón
- 1 taza agua

Instrucciones:

- ✓ Lavar las hojas de col rizada.
- ✓ Poner todos los ingredientes en una licuadora.
- ✓ Mezclar añadiendo agua hasta obtener la consistencia deseada.

9.   IMPULSADOR SALVAJE DE RÁBANO

La familia de los vegetales brassica es vasta, y el rábano es uno de sus miembros, como también el brócoli y la col rizada. Esta familia de vegetales es muy conocida por tener componentes con propiedades preventivas del cáncer.

Ingredientes:

- 2 rábanos, en rodajas
- ½ taza cabeza de brócoli, en trozos
- ½ taza col rizada
- 1 taza Jugo de granada
- ¼ taza almendras

Instrucciones:

- ✓ Lavar el rábano, brócoli y col rizada.
- ✓ Poner todos los ingredientes en una licuadora.
- ✓ Mezclar añadiendo agua hasta obtener la consistencia deseada.

10.   SUPER JUGO DE BRÓCOLI Y BAYAS

El brócoli es altamente recomendado para una amplia variedad de enfermedades cardiovasculares y cánceres. Es una buena fuente de vitaminas y substancias que han sido demostradas por tener propiedades combativas del cáncer y protección antioxidante.

Ingredientes:

- 2 taza Cabezas de brócoli, en trozos
- 1 taza Arándanos
- 2 tazas Jugo de pomelo

Instrucciones:

- ✓ Lavar los arándanos y brócoli
- ✓ Poner todos los ingredientes en una licuadora.
- ✓ Mezclar añadiendo agua hasta obtener la consistencia deseada.

11. MEGA-D

Para este jugo, queremos realzar las propiedades de las cerezas al utilizar yogurt griego, una fuente natural de vitamina D. Ha habido mucha investigación sobre la relación entre el cáncer de piel y la vitamina D, indicando que cuantos más bajos sean los niveles de vitamina D, se puede relacionar con un riesgo incrementado de desarrollar melanoma, asique impulsémoslo con el jugo MEGA-D.

Ingredientes:

- 2 tazas Cerezas
- 1 banana grande, sin piel
- 2 dátiles
- 1 taza Yogurt griego

Instrucciones:

- ✓ Lavar las cerezas.
- ✓ Poner todos los ingredientes en una licuadora.
- ✓ Mezclar añadiendo agua hasta obtener la consistencia deseada.

12.   JUGO PICANTE

La espinaca contiene varios carotenoides y lignanos, que tienen propiedades anti carcinógenas. Añada los cucurbitáceos encontrados en los pepinos, que también tienen propiedades anticancerígenas, y hará que este jugo sea altamente recomendable para mantener su cuerpo hidratado y prevenir los melanomas.

Ingredientes:

- 2 tazas Hojas de espinaca bebé
- 1 pepino, en rodajas
- ½ taza jugo de limón
- 1 taza agua
- ¼ cucharadita pimienta picante

Instrucciones:

- ✓ Lavar el pepino y espinaca.
- ✓ Poner todos los ingredientes en una licuadora.
- ✓ Mezclar añadiendo agua hasta obtener la consistencia deseada.

13.   IMPULSADOR DE LICOPENO

Los tomates están repletos de bondad; han mostrado tener propiedades antioxidantes, anti inflamatorias y protectoras del corazón. Muchos estudios han encontrado que un consumo mayor de tomate está asociado con una protección incrementada contra las quemaduras del sol, y una piel más saludable.

Ingredientes:

- 2 tomates
- 1 tallo de apio
- 2 tazas jugo de arándanos agrios
- ¼ cucharadita Cúrcuma

Instrucciones:

- ✓ Lavar los tomates y tallo de apio.
- ✓ Poner todos los ingredientes en una licuadora.
- ✓ Mezclar añadiendo agua hasta obtener la consistencia deseada.

14.   MEZCLA DE MELON

El consumo de estos melones – sandía, cantalupo, melón dulce – impulsará su sistema, por el alto contenido de carotenoides, que pueden ayudar a proteger su piel contra radiación ultravioleta dañina del sol.

Ingredientes:

- 1 taza cantalupo en cubos
- 1 taza sandía en cubos
- 1 taza melón en cubos
- 1 taza agua
- 1 cucharadita de jugo de limón

Instrucciones:

- ✓ Poner todos los ingredientes en una licuadora.
- ✓ Mezclar añadiendo agua hasta obtener la consistencia deseada.

15. JUGO ROSA

Las guayabas son una gran fuente de beta caroteno y vitamina C. Estudios han demostrado sus efectos preventivos del cáncer, y también son deliciosas, haciéndolas una de las mejores frutas para empezar a añadir a su dieta preventiva del cáncer.

Ingredientes:

- 2 guayabas, sin piel
- 1 banana grande, sin piel
- ½ taza cerezas, sin carozo
- ½ taza frutillas
- 1 taza agua

Instrucciones:

- ✓ Lavar las cerezas y frutillas.
- ✓ Poner todos los ingredientes en una licuadora.
- ✓ Mezclar añadiendo agua hasta obtener la consistencia deseada.

16.   AMANECER DE DAMASCO

En este jugo, usted puede disfrutar los beneficios de los carotenoides, como así también la vitamina D y el selenio, un compuesto relacionado con la reducción del riesgo de desarrollar melanoma.

Ingredientes:

- 2 tazas Rodajas de damasco
- 1 banana grande, sin piel
- ½ taza copos de avena
- 1 taza leche de almendra
- 3 cucharadas Yogurt griego

Instrucciones:

- ✓ Poner todos los ingredientes en una licuadora.
- ✓ Mezclar añadiendo agua hasta obtener la consistencia deseada.

17. IMPULSADOR VIOLETA

Las granadas son una excelente fuente de compuestos preventivos del cáncer, gracias a sus polifenoles y lignanos, ya que estos compuestos son capaces de inhibir las células carcinógenas.

Ingredientes:

- 1 taza Jugo de granada
- 2 tazas Uvas, sin semillas
- 1 taza Arándanos

Instrucciones:

- ✓ Lavar las uvas y bayas.
- ✓ Poner todos los ingredientes en una licuadora.
- ✓ Mezclar añadiendo agua hasta obtener la consistencia deseada.

18.   SELENIO TODOPODEROSO

Las nueces brasileras están entre las mejores fuentes de selenio. Este mineral ayuda a proteger su piel de las quemaduras del sol, por sus propiedades para crear enzimas antioxidantes. El selenio también impulsa la efectividad de la vitamina C encontrada en el kiwi.

Ingredientes:

- ½ taza Nueces brasileras
- 1 banana, sin piel
- 1 kiwi, lavado y en rodajas
- 1 higo
- 1 taza agua

Instrucciones:

- ✓ Poner todos los ingredientes en una licuadora.
- ✓ Mezclar añadiendo agua hasta obtener la consistencia deseada.

19. BEBIDA BETA

Los verdes de mostaza son una fuente natural de nutrientes importantes, ya que contienen beta caroteno, vitamina A, vitamina C, calcio y hierro. Especialmente, tiene altos contenidos de beta caroteno, el tan conocido protector de la piel.

Ingredientes:

- 1 taza Verdes de mostaza
- 1 taza mango en trozos
- ½ taza cerezas
- 1 cucharadita jugo de limón
- 1 taza agua

Instrucciones:

- ✓ Lavar los verdes de mostaza y cerezas.
- ✓ Poner todos los ingredientes en una licuadora.
- ✓ Mezclar añadiendo agua hasta obtener la consistencia deseada.

20. ENERGÍA VERDE

La lechuga romana es una de las más nutritivas entre todas las lechugas. Contiene grandes cantidades de beta carotenos, luteína y vitamina K.

Ingredientes:

- 2 tazas Lechuga romana
- 1 pepino, en rodajas
- 1 taza ananá en trozos
- 1 cucharadita jugo de limón
- 1 taza agua

Instrucciones:

- ✓ Lavar la lechuga romana y pepino.
- ✓ Poner todos los ingredientes en una licuadora.
- ✓ Mezclar añadiendo agua hasta obtener la consistencia deseada.

21. JUGO DE ATARDECER

Los compuestos que dan la coloración naranja-amarilla de los damascos, duraznos y calabaza, también proveen propiedades anti carcinógenas. Combine esto con las muchas propiedades de la cúrcuma, como los efectos antioxidante, anti inflamatoria y antibacterial, y tendrá un jugo maravilloso para prevenir el cáncer.

Ingredientes:

- 1 taza puré de calabaza
- 1 taza durazno en trozos
- 1 taza damasco en trozos
- ½ cucharadita cúrcuma
- 1 taza agua
- 4 nueces, en trozos

Instrucciones:

- ✓ Poner todos los ingredientes en una licuadora.
- ✓ Mezclar añadiendo agua hasta obtener la consistencia deseada.

22. IMPULSADOR

En este batido, combinamos mucho poder. Encontraremos propiedades de la bromelina del ananá, más los carotenoides y antioxidantes de la espinaca. Todos estos compuestos le dan a su cuerpo una gran fuente de nutrientes anti cancerígenos.

Ingredientes:

- 1 taza ananá en trozos
- 2 tazas Hojas de espinaca bebé
- ½ cucharadita jengibre
- 1 taza agua

Instrucciones:

- ✓ Lavar las hojas de espinaca bebé.
- ✓ Poner todos los ingredientes en una licuadora.
- ✓ Mezclar añadiendo agua hasta obtener la consistencia deseada.

23. AYUDA K+

La linaza tiene una cantidad substancial de ácidos grasos saludables con omega-3. Como compuestos preventivos del cáncer, estos ácidos grasos juegan un rol importante en la regulación de nuestro sistema inmune, que es un rol valioso al intentar prevenir que las células cancerígenas aparezcan en nuestro cuerpo.

Ingredientes:

- ½ taza linazas
- 1 taza damascos en trozos
- 1 manzana verde, en rodajas
- 1 taza agua

Instrucciones:

✓ Lavar la manzana verde.
✓ Poner todos los ingredientes en una licuadora.
✓ Mezclar añadiendo agua hasta obtener la consistencia deseada.

24. JUGO MENTOLADO

Remarquemos los beneficios de las frambuesas: son una fuente increíble de fitoquímicos diversos, incluyendo ácido elágico y antocianina, los cuales han mostrado inhibir el crecimiento de las células cancerígenas.

Ingredientes:

- 1 taza Frambuesas
- 1 banana, sin piel
- ¼ cucharadita Hojas de menta
- 1 taza agua

Instrucciones:

- ✓ Lavar las frambuesas.
- ✓ Poner todos los ingredientes en una licuadora.
- ✓ Mezclar añadiendo agua hasta obtener la consistencia deseada.

25. JUGO ORIENTAL

La sandía también es altamente recomendada para la prevención del cáncer de piel, porque es una fuente excelente de carotenoides, L-citrulina y cucurbitáceos. Estos compuestos han probado tener propiedades preventivas del cáncer, por lo que tenemos un jugo delicioso y nutritivo.

Ingredientes:

- 1 taza sandía en cubos
- 1 kiwi, sin piel, en cubos
- 1 taza Té verde
- 1 cucharadita miel

Instrucciones:

✓ Lavar el kiwi, pelarlo y cortar en cubos.
✓ Poner todos los ingredientes en una licuadora.
✓ Mezclar añadiendo agua hasta obtener la consistencia deseada.

26.   BAYAS DE JÚPITER

Las bayas están entre las más altas de las frutas y vegetales por sus propiedades contra el cáncer. Los arándanos tienen propiedades sorprendentes, incluyendo la capacidad de destruir radicales libres, y mostrar propiedades protectoras del sistema nervioso y cardiovascular.

Ingredientes:

- 1 taza Frutillas
- 1 taza Arándanos
- 1 taza Cerezas
- 1 taza agua

Instrucciones:

✓ Lavar las bayas.
✓ Poner todos los ingredientes en una licuadora.
✓ Mezclar añadiendo agua hasta obtener la consistencia deseada.

27.   AMARILLO

La cúrcuma tiene tantos beneficios como antioxidante, anti inflamatorio, antibacterial, neuro protector y cardio protector. Algunos estudios también han demostrado que la cúrcuma tiene una variedad de propiedades anti cancerígenas contra una amplia variedad de cánceres.

Ingredientes:

- ½ cucharadita cúrcuma
- 1 taza papaya en trozos
- 1 taza mango en trozos
- 1 cucharadita jugo de limón
- 1 taza agua

Instrucciones:

- ✓ Poner todos los ingredientes en una licuadora.
- ✓ Mezclar añadiendo agua hasta obtener la consistencia deseada.

28. MEJORADOR DE VIDA

Los mangos están repletos de vitaminas y beta carotenos, mientras que los arándanos y frambuesas son conocidos por sus compuestos fitoquímicos, que les dan excelentes propiedades anticancerígenas.

Ingredientes:

- 1 taza Rodajas de mango
- 1 taza cerezas, sin carozo
- 1 higo
- 1 taza Floretes de brócoli
- 1 taza agua

Instrucciones:

- ✓ Lavar las cerezas y floretes de brócoli.
- ✓ Poner todos los ingredientes en una licuadora.
- ✓ Mezclar añadiendo agua hasta obtener la consistencia deseada.

29. JUGO SAGRADO

El ananá tiene un compuesto único, que ha sido reportado por tener muchas propiedades anti cancerígenas, llamado bromelina. Este compuesto tiene propiedades pro apoptóticas, anti invasivas y anti metastásicas, muy útiles para prevenir el cáncer de piel.

Ingredientes:

- 2 tazas ananá en trozos
- 1 manzana verde
- ½ pepino en rodajas
- ½ cucharadita Jengibre
- 1 taza agua

Instrucciones:

- ✓ Lavar el pepino y manzana.
- ✓ Poner todos los ingredientes en una licuadora.
- ✓ Mezclar añadiendo agua hasta obtener la consistencia deseada.

30. GRAN CURADOR

Un estudio muestra las propiedades anti carcinógenas de la granada, ya que inhibe el crecimiento de tumores de piel. También tiene propiedades para prevenir el cáncer, asique beber jugo de granada usualmente puede ayudarlo a mantenerse lejos del cáncer de piel.

Ingredientes:

- 2 tazas melón en trozos
- 1 kiwi, en rodajas
- 1 taza Jugo de granada

Instrucciones:

- ✓ Lavar el kiwi y cortarlo en rodajas.
- ✓ Poner todos los ingredientes en una licuadora.
- ✓ Mezclar añadiendo agua hasta obtener la consistencia deseada.

31. IMPULSO DE ACELGA

La acelga es uno de los vegetales más saludables disponible. Es una magnífica fuente de compuestos antioxidantes y anti inflamatorios, como beta caroteno, luteína, zeaxantina, kaempferol y quercetina, que pueden jugar un rol en las defensas del cuerpo y salud de la piel.

Ingredientes:

- 1 taza Acelga
- 1 taza ananá en trozos
- ½ taza cerezas, sin carozo
- ½ taza arándanos
- 1 taza agua

Instrucciones:

- ✓ Lavar las cerezas y arándanos.
- ✓ Poner todos los ingredientes en una licuadora.
- ✓ Mezclar añadiendo agua hasta obtener la consistencia deseada.

32. NABO VITALIDAD

Gracias a la alta cantidad de vitamina A encontrada en los verdes de nabo, son realmente buenos para su piel y cabello. También tienen altas cantidades de vitamina C, para ayudar a crear y reparar el colágeno en nuestra piel.

Ingredientes:

- 1 taza Verdes de nabo
- 1 pepino, en rodajas
- 1 taza Jugo de granada
- ½ cucharadita jengibre

Instrucciones:

- ✓ Lavar los verdes de nabo y pepino.
- ✓ Poner todos los ingredientes en una licuadora.
- ✓ Mezclar añadiendo agua hasta obtener la consistencia deseada.

33. PODER NATURAL

Las almendras pueden ayudar a mantener su piel saludable. Son una gran fuente de vitamina E y otros antioxidantes, que ayudan a nutrir la piel. En algunos estudios, hay incluso indicaciones de que comer almendras podría ayudar a nuestro cuerpo a combatir el cáncer de piel y revertir los daños oxidativos.

Ingredientes:

- 8 almendras
- 1 taza arándanos
- 1 taza Frutillas
- 1 taza Yogurt griego
- ¼ cucharadita menta fresca

Instrucciones:

- ✓ Lavar los arándanos y frutillas.
- ✓ Poner todos los ingredientes en una licuadora.
- ✓ Mezclar añadiendo agua hasta obtener la consistencia deseada.

34. DESINTOXICANTE

Los pistachos son un fruto seco fabuloso para incluir en jugos y comidas. Contienen una alta cantidad de luteína y zeaxantina, que han mostrado mejorar la salud y reducir el riesgo de cáncer, particularmente de piel y vista.

Ingredientes:

- ½ taza pistachos, sin costra
- 1 zanahoria
- 1 pepino
- 1 taza Uvas
- 1 taza agua

Instrucciones:

- ✓ Lavar la zanahoria, pepino y uvas.
- ✓ Poner todos los ingredientes en una licuadora.
- ✓ Mezclar añadiendo agua hasta obtener la consistencia deseada.

35. OLYMJUS

El polvo de cacao es la fuente original de la mayoría de los chocolates que comemos cada día. Es la mejor forma de obtener todos los beneficios del chocolate, ya que contiene una mayor cantidad de fitonutrientes. El chocolate incluso tiene más antioxidantes que el té, por lo que es mejor para reducir el riesgo de desarrollar cáncer.

Ingredientes:

- 2 cucharadas Polvo de cacao
- ½ Palta, sin carozo, sin piel
- 1 taza frambuesas
- 1 taza Agua
- 5 almendras

Instrucciones:

- ✓ Poner todos los ingredientes en una licuadora.
- ✓ Mezclar añadiendo agua hasta obtener la consistencia deseada.

36. CAROTENO SANADOR

Las semillas de girasol son un bocadillo perfecto para su salud. Ayudan a prevenir el cáncer por su alto contenido antioxidante, y son una gran fuente de selenio, un compuesto que ha sido probado en tener efectos anti cancerígenos, como la estimulación de la apoptosis de células cancerígenas.

Ingredientes:

- 2 cucharadas Semillas de girasol
- ½ taza Puré de calabaza
- 1 taza damasco, en rodajas
- ½ cucharadita cúrcuma
- 1 taza agua

Instrucciones:

- ✓ Poner todos los ingredientes en una licuadora.
- ✓ Mezclar añadiendo agua hasta obtener la consistencia deseada.

37. VITA GOJI

Las bayas de Goji nos proveen con altos niveles de antioxidantes, vitamina C y vitamina A. Todos estos nutrientes son clave para ayudar a nuestro sistema inmune para mantenerse fuerte y prevenir enfermedades, desde un resfrío común a una enfermedad crónica y peligrosa como el cáncer. Las bayas de Goji promueven una piel saludable y actúan como una medida preventiva natural contra el cáncer de piel.

Ingredientes:

- 1 taza Bayas de Goji
- 1 taza Uvas
- 1 taza Agua de coco
- 1 cucharada Linaza

Instrucciones:

- ✓ Lavar las uvas y bayas de Goji.
- ✓ Poner todos los ingredientes en una licuadora.
- ✓ Mezclar añadiendo agua hasta obtener la consistencia deseada.

38. BONDAD DE UVA

Las uvas están llenas de nutrientes y vitaminas, y fitonutrientes como el resveratrol, que ha sido relacionado con efectos anti cancerígenos en una variedad de cánceres. Las uvas también nos proveen de beta carotenos, flavonoides y antioxidantes, lo que significa que son una comida increíble contra el cáncer.

Ingredientes:

- 1 taza uvas, sin semillas
- 1 banana
- 1 taza Cerezas, sin carozo
- 1 taza Jugo de granada

Instrucciones:

- ✓ Lavar las uvas y cerezas.
- ✓ Poner todos los ingredientes en una licuadora.
- ✓ Mezclar añadiendo agua hasta obtener la consistencia deseada.

39.   VERDES Y BAYAS

Las moras están ubicadas entre los más altos alimentos antioxidantes. Esto nos dice que comer más moras, y más bayas en general, puede ayudar a nuestro sistema a eliminar radicales libres y prevenir la proliferación de células carcinógenas.

Ingredientes:

- 1 taza Moras
- 1 taza Frutillas
- 1 taza Floretes de brócoli
- 1 cucharadita miel
- 1 taza agua

Instrucciones:

- ✓ Lavar las moras, frutillas y floretes de brócoli.
- ✓ Poner todos los ingredientes en una licuadora.
- ✓ Mezclar añadiendo agua hasta obtener la consistencia deseada.

40.   HIGO COMBATIENTE

Los higos y hojas de higo son alimentos naturales combatientes del cáncer. Los higos tienen antioxidantes poderosos, que son muy efectivos al combatir varios tipos de cáncer. Más específicamente, las hojas de higo pueden ayudar a prevenir el cáncer de piel, por sus combatientes naturales contra el daño de los radicales libres.

Ingredientes:

- 2 higos
- ¼ taza Hojas de higo
- 1 taza papaya en trozos
- 1 taza mango en trozos, sin piel y sin carozo
- 1 taza Yogurt griego

Instrucciones:

- ✓ Lavar el mango y las hojas de higo.
- ✓ Poner todos los ingredientes en una licuadora.
- ✓ Mezclar añadiendo agua hasta obtener la consistencia deseada.

41. INFUSIÓN CÍTRICA

La granada es una buena fuente de compuestos preventivos del cáncer, gracias a sus polifenoles y lignanos. Estos compuestos son capaces de inhibir la proliferación de células cancerígenas, y promover la apoptosis.

Ingredientes:

- 1 taza Jugo de granada
- 2 pomelos
- 1 taza ananá en cubos
- 1 cucharadita miel

Instrucciones:

- ✓ Lavar los pomelos y exprimir el jugo.
- ✓ Poner todos los ingredientes en una licuadora.
- ✓ Mezclar añadiendo agua hasta obtener la consistencia deseada.

42.   VERDE

La matcha es el producto final del té verde molido y procesador, pero su polvo tiene 10 veces más antioxidantes que el té. Muchos estudios han demostrado la increíble efectividad de la matcha para prevenir cánceres de todos los tipos.

Ingredientes:

- 1 cucharadita Matcha
- 1 palta, sin carozo, sin piel
- ½ taza cerezas, sin carozo
- 1 tallo de apio
- 1 taza agua

Instrucciones:

- ✓ Lavar las cerezas y el tallo de apio.
- ✓ Poner todos los ingredientes en una licuadora.
- ✓ Mezclar añadiendo agua hasta obtener la consistencia deseada.

43. HIGO

En este jugo, obtenemos las propiedades de los arándanos, almendras, higo y sandía. Todos estos ingredientes son conocidos por sus efectos anti cancerígenos, por sus altos niveles de vitaminas y nutrientes. Con este jugo poderoso, usted podrá nutrir su cuerpo y proteger su piel.

Ingredientes:

- 1 taza Arándanos
- 1 higo
- 1 taza sandía en trozos
- 5 almendras
- 1 taza agua

Instrucciones:

- ✓ Lavar los arándanos.
- ✓ Poner todos los ingredientes en una licuadora.
- ✓ Mezclar añadiendo agua hasta obtener la consistencia deseada.

44. JUGO SOLEADO DE CEREZA

Este jugo no solo es sabroso y maravilloso, sino también una fuente increíble de vitaminas y nutrientes, con muchas propiedades anticancerígenas. Las cerezas nos dan flavonoides, que les dan el color rojo intenso, y poseen compuestos con propiedades antioxidantes, antiinflamatorias y preventivas del cáncer.

Ingredientes:

- 2 tazas cerezas
- 1 taza mango en cubos
- 1 taza ananá en trozos
- 1 taza Jugo de granada

Instrucciones:

- ✓ Lavar las cerezas, mango y ananá.
- ✓ Poner todos los ingredientes en una licuadora.
- ✓ Mezclar añadiendo agua hasta obtener la consistencia deseada.

45.   LEVANTA Y BRILLA

Los niveles en sangre de la vitamina D pueden estar altamente relacionados con las posibilidades de contraer cáncer de piel. Una fuente importante de vitamina D es el sol, pero la exposición extendida puede afectar negativamente a nuestra piel. Por esta razón, le traemos este jugo, que provee vitamina D de otra fuente, como la leche de almendra fortificada.

Ingredientes:

- 1 taza leche de almendra con vitamina D
- 1 banana, sin piel
- 2 cucharadas Linaza
- 4 almendras

Instrucciones:

- ✓ Poner todos los ingredientes en una licuadora.
- ✓ Mezclar añadiendo agua hasta obtener la consistencia deseada.

46.   DESPIÉRTAME

Las semillas de chía han crecido hasta ser un ingrediente muy popular en bocadillos saludables, ya que estudios han probado que proveen una gran cantidad de antioxidantes, para ayudar a acelerar la reparación de la piel y prevenir daños futuros, como el cáncer de piel.

Ingredientes:

- 2 cucharadas Semillas de chía
- 1 banana, sin piel
- 1 taza ananá en trozos
- 1 cucharadita miel
- 1 taza agua

Instrucciones:

- ✓ Poner todos los ingredientes en una licuadora.
- ✓ Mezclar añadiendo agua hasta obtener la consistencia deseada.

47. PODER CHOCO

Este jugo le traerá muchas vitaminas y nutrientes, incluyendo ácidos grasos con omega-3 de las nueces, los fitonutrientes de las cerezas, los antioxidantes del polvo de cacao y muchas vitaminas con la leche de almendra; todo esto en un jugo delicioso.

Ingredientes:

- 4 nueces
- 1 taza cerezas, sin carozo
- 1 cucharada Polvo de cacao
- 1 taza Leche de almendra

Instrucciones:

- ✓ Lavar las cerezas.
- ✓ Poner todos los ingredientes en una licuadora.
- ✓ Mezclar añadiendo agua hasta obtener la consistencia deseada.

48.   JUGO OXI

La tamarilla, o tomate de árbol, es una fruta exótica e increíblemente saludable con altos niveles de vitaminas y nutrientes. Con su interés en proteger su piel y prevenir el cáncer, este jugo tiene que volverse una parte de sus bebidas habituales.

Ingredientes:

- 2 tamarilla, sin piel
- 1 taza Té verde
- 1 taza frutillas

Instrucciones:

- ✓ Lavar el tamarilla y frutillas.
- ✓ Poner todos los ingredientes en una licuadora.
- ✓ Mezclar añadiendo agua hasta obtener la consistencia deseada.

49. DIOS MANGO

Los mangos están repletos de vitaminas y beta carotenos. Estos compuestos les dan a los mangos sus atributos anti envejecimiento, y combinados con sus altos niveles de vitamina A y C, los mangos ayudan a construir colágeno, reparar el daño de la piel y prevenir el cáncer de piel.

Ingredientes:

- 1 taza mango en trozos
- 1 taza té verde
- ½ taza arándanos
- 1 cucharadita cúrcuma

Instrucciones:

✓ Lavar los arándanos.
✓ Poner todos los ingredientes en una licuadora.
✓ Mezclar añadiendo agua hasta obtener la consistencia deseada.

OTROS TITULOS DE ESTE AUTOR

70 Recetas De Comidas Efectivas Para Prevenir Y Resolver Sus Problemas De Sobrepeso: Queme Calorías Rápido Usando Dietas Apropiadas y Nutrición Inteligente

Por

Joe Correa CSN

48 Recetas De Comidas Para Eliminar El Acné: ¡El Camino Rápido y Natural Para Reparar Sus Problemas de Acné En 10 Días O Menos!

Por

Joe Correa CSN

41 Recetas De Comidas Para Prevenir el Alzheimer: ¡Reduzca El Riesgo de Contraer La Enfermedad de Alzheimer De Forma Natural!

Por

Joe Correa CSN

70 Recetas De Comidas Efectivas Para El Cáncer De Mama: Prevenga Y Combata El Cáncer De Mama Con una Nutrición Inteligente y Alimentos Poderosos

Por

Joe Correa CSN

www.ingramcontent.com/pod-product-compliance
Lightning Source LLC
Chambersburg PA
CBHW030253030426
42336CB00009B/364